D1707155

DIABETES

Las Grasas

Ezequiel Montaño

Diabetes Las Grasas
Ezequiel Montaño

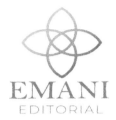

EMANI
EDITORIAL

Segunda edición, 2024
©Ezequiel Montaño
2037 W Bullard Ave Suite 123, Fresno, CA 93711
ezequielmontano.com
contacto@ezequielmontano.com
Coordinación editorial: Ericka Zaragoza
Composición ortotipográfica y diseño: Ericka Zaragoza y Stephanie Quintanar
Corrección: Andrea Macias, Catherine Morales y Ericka Zaragoza
Diseño de cubierta y portada: Stephanie Quintanar

ISBN: 9798329993905
Impreso bajo demanda.

Queda prohibida la reproducción o transmisión total o parcial de esta obra bajo cualquiera de sus formas, electrónica o mecánica, sin el consentimiento por escrito del recipiente legal de los derechos.

Las opiniones expresadas son responsabilidad de sus autores y no están de ninguna manera auspiciadas por empresas, partidos políticos u organizaciones sin fines de lucro. La mención de empresas o productos específicos no implica necesariamente el respaldo por EMANI ni debe tomarse como una difamación.

Los beneficios para la salud de varias disciplinas, terapias naturales, recomendaciones de cambio en el estilo de vida, dietas, alimentos y estrategias para mejorar la salud son la opinión del autor y pueden ser diferentes en muchos de los temas cubiertos, incluida la investigación en evolución, opiniones, beneficios y eficacia. Este libro tiene como objetivo informar al lector en general y no sustituye el consejo de un médico, dietista y/o nutricionista. Por favor, consulte a su médico si tiene dolencias crónicas o siente efectos secundarios adversos después de comenzar a implementar modificaciones en su estilo de vida, y no ingiera alimentos a los que tenga sensibilidades o pueda ser alérgico. Los lectores deben consultar a un profesional de la salud con licencia que conozca su historial médico personal sobre asuntos relacionados con su salud y bienestar, incluido el conocimiento de las posibles interacciones con los medicamentos que están usando y los conflictos con otros objetivos relacionados con el bienestar.

Contenido

ADVERTENCIA

La decisiones tomadas con base en el contenido de este libro son responsabilidad de quien las ejecuta.

Ezequiel Montaño y todos sus asociados no son médicos, nutricionistas ni dietistas.

No proporcionamos tratamiento médico, diagnóstico ni cura para ninguna enfermedad.

Toda la información compartida a través de nuestros medios de comunicación —incluidos, pero no limitados, a libros, conferencias, seminarios, programas de radio y sitios web—, se ofrece únicamente con fines educativos y de entretenimiento. Recomendamos encarecidamente que consultes a un profesional de la salud calificado para cualquier pregunta o inquietud relacionada con tu salud y bienestar. No nos hacemos responsables por cualquier decisión que tomes basada en la información proporcionada por nosotros. Por favor, consulta a un médico profesional antes de realizar cambios en tu dieta, estilo de vida o tratamiento médico.

Agradecimientos

Quiero agradecer a todos los estudiantes que forman parte de EMANI por ser mi motivación para escribir este material que contribuirá al crecimiento y conocimiento del cuidado de la salud. Gracias por confiar en un servidor y en esta Academia.

Así mismo, agradezco profundamente el arduo trabajo del Departamento de Redacción de EMANI. Su ardua labor me inspira a dar lo mejor de mí, el respaldo que brindan me llena de confianza y me emocionan las grandes cosas que estamos creando para nuestra sociedad.

Gracias infinitas.

Introducción

"El peor de los males es la ignorancia, el mejor de los bienes es el conocimiento" .

- Socrates

El filósofo griego Sócrates no pudo resumir en mejores palabras uno de los motivos por los que cada año millones de personas pierdan la vida de forma prematura. Ver a tantas personas fallecer antes del promedio de vida a nivel mundial, que es de 74 años, es verdaderamente lamentable, considerando los grandes avances y las comodidades que existen en la actualidad. Todo a raíz de un único mal: la ignorancia.

Pero, así como señaló a quienes se conforman con vivir en la ignorancia en cuanto al cuidado de la salud, también estableció la mejor manera para evitar ser parte de la estadística, de una muerte prematura, de una vida de dolor y sufrimiento.

En la actualidad, las dos primeras causas de muerte en el mundo tienen que ver con los problemas cardiovasculares. Además, la diabetes, siempre amenazante, es la novena causa de muerte en el mundo, pero esto solamente considerándola por las complicaciones propias del padecimiento, pues de contarse las secuelas y los problemas secundarios que este mal provoca, se posicionaría, tal vez, como la mayor causa de muerte en el mundo.

No obstante, la causa de todos estos problemas puede rastrearse hasta un solo origen en común: la ignorancia. Y es que las consecuencias en el cuidado de la salud no respetan raza, religión, posición social, educación, cultura o idioma.

Un excelente punto de partida en el camino del aprendizaje es el conocimiento de las grasas, pues este es uno de los componentes más esenciales en la alimentación. Encontrar la armonía entre las grasas y el resto de los componentes de la nutrición balanceada permitirán obtener una salud óptima, además de una alimentación más completa y disfrutable.

Y es que, en cuanto a las grasas, existe una gran cantidad de mentiras y creencias erróneas fruto del adoctrinamiento y la ignorancia, el hecho de que existen grasas buenas y malas, que son necesarias e indispensables en la salud y que pueden encontrarse en prácticamente todos los tipos de alimentos y no solo en los productos de origen animal son cosas que deberían ser del conocimiento de todos con el fin de edificar una salud más sólida.

Es necesario procurar el cuidad la salud con base en el conocimiento, el mejor de los bienes, y la práctica de lo aprendido, a final de cuantas no vale lo que se sabe, sino lo que se practica, esa es la verdadera sabiduría y no existe nada más sabio que aprender a vivir saludablemente.

Capítulo 1
Las grasas y su origen

Las grasas son nutrientes presentes en los alimentos que el cuerpo aprovecha en el proceso de creación y regeneración de tejido nervioso, es decir, los nervios, el cerebro y otras partes que componen el sistema nervioso, así como en la producción de hormonas. Así mismo, el organismo utiliza la grasa básicamente como su combustible, si no se utiliza, si no se quema en forma de energía ni se utiliza para construir los componentes del organismo, se almacena en forma de células adiposas, principalmente en los depósitos de tejido adiposo blanco subcutáneo naturales del cuerpo, justo debajo de la piel, como el abdomen, la parte superior de la espalda, los glúteos y los muslos, donde se concentra entre el 80 y el 90% de la grasa corporal.

Esta es la lógica que sigue el cuerpo: almacena grasa para uso futuro, en caso de que existan momentos en los que el alimento pueda escasear o el organismo se encuentre bajo situaciones que demanden de energía extra. Ahora bien, nuestro organismo inicia el proceso de asimilación de las grasas en la boca, gracias a una enzima presente durante la masticación, esto es necesario, pues así se facilita su absorción en el estómago e intestinos, donde se convertirán en energía.

Las grasas o lípidos cumplen ciertas funciones diversas en nuestro cuerpo, casi todas ellos son necesarias para la vida:

•Energía: las grasas pueden usarse como reserva de energía para el organismo, pues las grasas aportan el doble de energía que la producida por los carbohidratos. Esto puede observarse incluso en los animales, como los osos, que antes de hibernar consumen una gran cantidad de grasas para almacenar energía, previo a su largo periodo de ayuno.

•Fuente de calor: las grasas ayudan a reducir la sensación de frio al aislar el cuerpo de las bajas temperaturas. El cuerpo está compuesto por una capa más o menos gruesa de grasa debajo de la piel, de esta manera aumenta la resistencia en ambientes gélidos. Este es un proceso que también ayuda a los animales a hibernar sin mayores complicaciones y a algunos mamíferos marinos, como las ballenas y las focas, a soportar las bajas temperaturas.

•Regulador: el colesterol es un precursor de las hormonas sexuales y de la vitamina D, las cuales desempeñan funciones de regulación en el cuerpo humano.

•Reserva de agua: las reservas de agua del organismo también lo son de agua, esto debido a que la combustión de esa grasa en su uso en forma de energía al realizar actividad física da como resultado agua. Un ejemplo que nos ayuda a entender esto son los camellos o dromedarios, estos almacenan grandes cantidades de grasa en sus jorobas, que realmente son acumulaciones de grasa.

•Transporte: la grasa que entra al cuerpo a través de los alimentos ingeridos suministra los ácidos grasos esenciales, es decir, el ácido linolénico y el ácido linoleico, estos dos elementos son necesarios para transportar las vitaminas A, D, E y K, que son solubles en grasas y necesarias en ayudar con la absorción intestinal.

•Estructural: hay distintos tipos de lípidos, como el colesterol y los fosfolípidos, que forman parte de las membranas biológicas.

•Protectora: los lípidos y las grasas son un protector de los órganos, como el corazón o los riñones, pues crean una capa adiposa a su alrededor que los protege de los golpes.

Resulta obvio que las grasas son necesarias y benéficas para el cuerpo, pero antes de preguntarse cómo lograr la armonía es necesario conocer qué tipos de grasas existen y qué influencia ejercen en la salud.

La American Diabetes Association (Asociación Americana de la Diabetes) hace una distinción entre grasas saludables y aquellas que no lo son, dependiendo de su calidad nutricional y su impacto en la salud. Es necesario recordar que, a pesar de que dentro de las sanas se incluyen las monoinsaturadas y poliinsaturadas. Por otro lado, las grasas no saludables incluyen las grasas saturadas, las grasas trans y el colesterol.

Las grasas "malas"

•Saturadas: este tipo de grasas usualmente provienen de alimentos de origen animal, como las carnes rojas, embutidos, lácteos y derivados, aunque también pueden encontrarse en productos de origen vegetal, como los aceites de palma y coco. Estas pueden identificarse fácilmente ya que son sólidas a temperatura ambiente. Hay que tener presente que los alimentos grasos de origen animal también aportan colesterol.

•Hidrogenadas o Trans: más comúnmente etiquetadas como grasas vegetales, estas son de origen vegetal, pero, debido a los procesos industrializados se convierten en grasas semi-sólidas a temperatura ambiente que se comportan como las grasas saturadas comunes. Se encuentran en alimentos industrializados, envasados y comida rápida, por lo que su consumo debe reducirse al máximo, si no es que erradicarse por completo de la dieta.

•Colesterol: este es un lípido que desempeña diversas funciones necesarias para el organismo. No todo el colesterol es necesariamente malo, pues se encuentra en una gran variedad de alimentos, no obstante, solamente se puede encontrar en los alimentos de origen animal y muchos son ricos en colesterol malo o LDL, aquel que se acumula en el torrente sanguíneo y provoca problemas cardiovasculares. El colesterol bueno, o HDL, es aprovechado por el cuerpo para producir hormonas, sintetizar y transportar la vitamina D y demás sustancias necesarias para el correcto funcionamiento del organismo.

Las grasas "buenas"

•Poliinsaturadas: estas grasas pueden identificarse fácilmente pues se mantienen líquidas a temperatura ambiente. Provienen de productos vegetales y naturales en su mayoría, como los frutos secos, el maíz, la soya y el girasol, aunque también pueden encontrarse en el atún, el salmón y otros tipos de pescados grasos.

•Monoinsaturadas: al igual que las poliinsaturadas, estas también permanecen líquidas y provienen principalmente de productos vegetales, como las aceitunas, el aguacate, la canola, el maní y los frutos secos. Por un lado, se encuentran aquellos alimentos que incluyen grandes cantidades de grasas monoinsaturadas. Ésta debe ser la grasa más habitual en la alimentación, pues permite, entre otras cosas, disminuir la cantidad de colesterol malo en el cuerpo.

•Ácidos grasos Omega-3: presentes en su mayoría en productos obtenidos del mar, como pescados grasos, aunque también en una gran diversidad de productos vegetales, como las nueces, la soya y el ajonjolí, son saludables para el corazón y reducen los triglicéridos.

UN ASUNTO SERIO

Por regla general, todos los tipos de grasa suelen tener muchas calorías, controlar la fuente de consumo de las grasas determinará a final de cuentas el estado de salud en general.

Es necesario aclarar que la diabetes es un problema que puede originarse por el alto consumo de grasas saturadas, trans o causantes de un exceso de colesterol en la sangre. En recientes estudios se relacionó el consumo de alimentos con grasas saturadas y de origen animal a un mayor riesgo de sufrir diabetes tipo 2.

Concretamente, estas investigaciones hacen referencia al consumo de alimentos ricos en ácidos grasos saturados y trans, como la mantequilla, los embutidos y las carnes rojas, lo cual puede derivar en padecimientos secundarios acrecentados por los efectos negativos de estas grasas, como hipertensión, obesidad y diabetes. En cambio, el consumo de grasas naturales y de origen vegetal o, incluso, de algunos derivados de la leche como el yogur entero, natural y sin azúcar o quesos poco grasosos se ha asociado a un riesgo menor por su reducido contenido de lactosa y grasas, así como la elevada cantidad de proteínas con alto valor biológico.

Poco a poco la dieta de la población en general está evolucionando hacia una más rica en alimentos naturales y orgánicos y más baja en alimentos de origen animal y procesados. Y es que las evidencias son sólidas, una dieta basada en alimentos de origen vegetal, con poca o nula presencia de alimentos de origen animal no solo tiene efectos beneficiosos para la salud, también reduce el impacto ambiental negativo derivado de la producción de estos últimos.

UN RIESGO INDESEABLE

Las personas que han tenido diabetes tipo 2 por más de diez años tienen tres veces más probabilidades de sufrir un accidente cerebrovascular (ACV) que las personas que no tienen diabetes, sugiere una investigación reciente.

Mientras más tiempo tiene una persona sufriendo de diabetes, más probable es que sufra un ACV (Accidente Cerebrovascular). El riesgo aumenta bastante dramáticamente, hasta un riesgo triple para las personas que han sufrido de diabetes durante más de diez años, según el Dr. Mitchell Elkind, profesor asociado de neurología y presidente asociado de investigación y entrenamiento clínicos del Centro Médico de la Universidad de Columbia, en la ciudad de Nueva York.

Dichos hallazgos apuntan a una necesidad incluso mayor de que las personas hagan todo lo que puedan por prevenir la diabetes tipo 2. Esto se puede conseguir si las personas se aseguren de hacer ejercicio regular, tener una dieta sana y evitar fumar.

Este estudio solo observó el tipo de ACV más común, llamado accidente cerebrovascular isquémico, que ocurre cuando uno o más vasos sanguíneos del cerebro son bloqueados por un coágulo de sangre, según la Asociación Nacional de Accidentes Cerebrovasculares (National Stroke Association). Cuando esto sucede, el área del cerebro que no recibe sangre y oxígeno sufre daños.

Casi 3,300 personas de la ciudad de Nueva York participaron en el estudio. La edad promedio de los participantes fue 69 años, y casi dos tercios eran mujeres. El 21% eran blancos, 24% negros y 52% hispanos. El 44% de los voluntarios contaban con Medicaid o carecían de seguro.

Cuando el estudio comenzó, el 22% de los participantes sufrían de diabetes. La duración promedio de la diabetes entre los que sufrían de este terrible mal al inicio del estudio era de 17 años. El 10% de los que no tenían diabetes al inicio del estudio desarrollaron dicha condición en los nueve años de seguimiento. La duración promedio de la diabetes en ese grupo fue de 4.5 años.

En el periodo del estudio (de 4.5 años), hubo 244 ACV isquémicos. El riesgo de ACV isquémico aumentó en 3% por cada año que una persona sufría de diabetes tipo 2, según pidieron hallar los investigadores.

Una persona que ha tenido diabetes por menos de cinco años presenta un riesgo de ACV isquémico 70% más alto, mientras que alguien que ha sufrido de diabetes durante cinco a diez años presenta un riesgo 80% más elevado, en comparación con alguien que no sufre de diabetes. Tener diabetes por más de diez años se relacionó con un aumento de más del triple en el riesgo de ACV isquémico, según el estudio.

Los autores del estudio sugirieron varios motivos de que las personas con diabetes tipo 2 tengan la posibilidad de un mayor riesgo de ACV. Uno es que los diabéticos podrían tener una mayor acumulación de placa (colesterol, grasas saturadas, trans) en las arterias, sobre todo en la arteria carótida que lleva sangre al cerebro.

Otro motivo es que la hipertensión, un factor de riesgo conocido del ACV, es más común en los diabéticos. Sin embargo, aunque el estudio descubrió una asociación entre la diabetes tipo 2 y el ACV, no probó una relación causal.

El encargado principal de la investigación apuntó que el estudio no pudo distinguir si un mejor control de la glucemia reduciría el riesgo de ACV. El estudio tampoco observó si la gestión de la presión arterial y el colesterol hacía una diferencia en el riesgo de ACV, aunque si se dijo que existía la sospecha que los niveles altos de azúcar si afectarían y pudieran provocar el temido desenlace. Por lo que controlar el colesterol y la hipertensión es muy importante, enfatizó el estudio.

En un comentario sobre el estudio, la Dra. Vivian Fonseca, presidenta de medicina y ciencia de la Asociación Americana de la Diabetes (American Diabetes Association), dijo que, si sufres de diabetes, tienes un mayor riesgo de ACV, y el riesgo aumenta junto con la duración del padecimiento. La Dra. Fonseca apuntó que este estudio enfatiza la importancia de un buen control de la presión arterial y el colesterol en los diabéticos. Y aunque se necesita más evidencia sobre un buen control de la glucemia y el riesgo de ACV, mantener la glucemia a raya puede ayudar a mejorar la salud de otras formas.

Es por demás resaltar que la dieta y el ejercicio son formas realmente potentes de ayudar a prevenir los accidentes cerebrovasculares.

De allí que una de las directrices valiosas para todos aquellos que padecen diabetes, es que las grasas saturadas sean menos del 7% del total de calorías que consumen cada día. Esto quiere decir que se está hablando de no consumir más de 15 gramos de grasa saturada cada día, no parecerá mucho, pero ten presente que una sola onza de queso puede contener 8 gramos de grasa saturada.

Pero, a decir verdad, la clave no está realmente en dejar de consumir grasas, pues, como ya se explicó anteriormente, estas son vitales para el buen funcionamiento de tu cuerpo. Más bien, se trata de escoger las grasas correctas todo el tiempo, y consumir las correctas todo el tiempo.

También es importante que tanto hombres como mujeres que llevan una vida sedentaria, sean conscientes que necesitan menos grasas que una persona que si hace ejercicio por lo menos 4 días por semana, de lo contrario estarías en el grupo de los sedentarios, es decir aquellos que no hacen por lo menos 4 días a la semana actividad física de al menos 30 minutos al día.

Capítulo 2
Las mejores grasas para el diabético

Las grasas incorrectas, así como su alto consumo aumentan de peso, esto por regla general se traduce en diabetes.

Es muy común que las personas que sufren de diabetes, antes de padecer esta condición de salud hayan sido personas con problemas de sobrepeso -claro, no todas, pero si la gran mayoría-, y, sin lugar a duda, el aumento de peso, el ser ya sea personas con sobrepeso u obesidad fue precisamente consumo de "las grasas malas" como parte predominante en sus vidas.

De esta manera quiero advertirte que si tu continúas consumiendo "las grasas malas" terminaras no solo aumentando de peso, sino que también aumentando tus niveles de azúcar y finalmente diabetes mellitus tipo 2. De allí la importancia de modificar tus hábitos en relación con el consumo incorrecto de aquellas grasas que afectaran de forma irremediable tu salud por ser "las grasas malas", por tal motivo puedo decirte lo siguiente: "El ser humano elije la diabetes o no la elije, dependiendo de las clases de grasas que elige ingerir cada día".

Pero quiero a continuación compartirte el porqué de el constante crecimiento del número de diabéticos en el mundo, el cual por desgracia no está disminuyendo, esto que te comparto a continuación es realmente revelador. Mira por qué.

El peligro de la costumbre

Un aspecto importante al que deseo hacer mención breve en esta oportunidad es la relación del consumo de las grasas equivocadas -aquellas que terminan causando diabetes mellitus tipo 2 y accidentes cardiovasculares en el ser humano- es el simple hecho de terminar sufriendo las consecuencias de los efectos adversos que provoca el vivir alimentándonos por costumbre.

Todos heredamos cosas buenas y malas de nuestros padres, una de las más malas son los malos hábitos alimenticios, generalmente comemos lo que comieron nuestros padres, pero sin saber a ciencia cierta si lo que comemos es saludable para nuestra salud o no.

Es más triste aun sabiendo que lo aprendido de nuestros padres por herencia de costumbres, no es saludable para nuestro cuerpo, y aun así lo seguimos consumiendo, sintiéndonos inmunes a las inevitables consecuencias de violar las leyes de la nutrían correcta -aquella que siempre favorece nuestra salud- y como consecuencia de forma irremediable terminamos pagando la factura al enfrentarnos no solo a condiciones de salud que se pudieron evitar, sino a facturas innecesarias a doctores y hospitales, al consumo de fármacos que nos calman el dolor y la molestia de forma casi inmediata, pero solo alargan nuestra agonía de sufrimiento y dolor, encaminándose irremediablemente a una muerte prematura.

Si, el consumo de las grasas incorrectas es tan peligroso que nos puede privar de la vida en el momento que menos te lo imaginas. Solo por curiosidad pregunta a algunos de tus conocidos o familiares que por desgracia han perdido a un ser querido en la muerte recientemente ¿Cuál fue la causa que les privo de la vida? Y presta mucha atención a su respuesta, pues te puedo asegurar que muchas de esas muertes están relacionadas con la ingesta de "las grasas malas" en su alimentación diaria.

Y no es que yo sea un adivino, lo que ocurre es que la causa de muerte número uno en el mundo entero es la cardiopatía isquémica o padecimiento coronario, esta se produce cuando las arterias que suministran sangre al músculo del corazón se obstruyen, de manera parcial o completa, por lo que no le llega el flujo sanguíneo. ¿Qué crees que las obstruye? Así es la ateroesclerosis, en términos simples el colesterol, ¿de dónde viene el colesterol? De las llamadas "grasas malas".

Tan solo piensa en esto, se estimó que, en Europa, esta condición de salud mata a 4 millones de personas cada año, esto representa el 47% de todas las muertes en dicho continente. Y, por si fuera poco, aquí en los Estados Unidos se estima que 15.4 millones de personas mayores de 20 años padecen cardiopatía isquémica, por lo que afecta al 6.4% de la población. La prevalencia de dicha condición aumenta con la edad ¿Por qué crees que aumenta con el paso de los años?

Porque dichas personas se rehúsan a dejar los malos hábitos, entre ellos el consumo regular de "las grasas malas", ¿te das cuenta de la situación? Estas personas atentan contra su propia vida y el de sus familias, pues cuando pierden la vida, los que más pierden son los que sobreviven, y sobreviven para seguir el mismo derrotero, pues se rehúsan a cambiar sus costumbres en la ingesta de "las grasas malas" por "las grasas buenas".

Así pues, queda establecido que la principal causa de muerte en el mundo es la cardiopatía isquémica, esta es responsable del 16% del total de todas las muertes en el mundo. En el año 2000 fue de 2 millones de defunciones, pero en el año 2019 aumento a casi a 9 millones de muertes.

La segunda causa de muerte en el mundo son los accidentes cerebrovasculares, ya sea derrame cerebral, embolia o stroke, y para terminar este argumento de vida o muerte en la importancia de elegir "las grasas buenas" por encima de "las grasas malas", la causa de muerte número 9 en el mundo es ni más ni menos que la diabetes, así como lo escuchas, la diabetes se encuentra en el escalafón numero 9 como el causante de defunciones a nivel mundial. Todos estos datos que te estoy compartiendo es lo que informa la Organización Mundial de la Salud [4], te dejo el enlace al en la bibliografía para que corrobores esta información por tu cuenta.

UNA HISTORIA SIN CONTAR SOBRE LAS GRASAS

Todos los aceites se descomponen al freír, pero el de oliva es el que más lentamente lo hace, y por eso es el más adecuado para los fritos.

Es importante saber que los alimentos fritos, entre menos se consuman, mejor para la salud en general. Las siguientes 3 áreas de conocimiento son importantes para conocer el riesgo que se corre al optar por seguir ingiriendo alimentos fritos todos los días, en lugar de realizarlo esporádicamente.

El cambio que se produce al freír alimentos

Nadie se imagina el proceso complejo que implica freír alimentos, estoy hablando desde el punto de vista fisicoquímico, en el que se llevan a cabo cambios significativos no solo en el alimento sino también en el mismo aceite que se utiliza en la fritura.

Cambios en el aceite

- Todos los cambios en la composición del aceite original son negativos y conducen a la formación de sustancias indeseables.

- Saturación de los ácidos grasos: los ácidos grasos insaturados se convierten en grasas saturadas tal cual las grasas de los animales, con lo que se pierden sus propiedades beneficiosas, especialmente las de proteger contra el colesterol.

- Formación de peróxidos e hidroperóxidos: estos son derivados de los ácidos grasos que actúan como radicales libres y favorecen la arteriosclerosis, es decir el endurecimiento de las arterias.

- Formación de ácidos grasos trans: las frituras provocan que se formen estos temidos ácidos grasos trans, responsables de aumentar el nivel de colesterol en la sangre.

- Formación de ácidos grasos libres: al freír los alimentos se forman este tipo de ácidos grasos por la hidrolisis de los triglicéridos, que provocan un sabor desagradable al aceite.

- Formación de sustancias volátiles irritantes: las frituras de aceite crean tales sustancias como la acroleína y diferentes tipos de hidrocarburos, cetonas y alcoholes.

Cambios en el alimento

- Evaporación del agua: prácticamente desaparece el agua contenida en el alimento frito.

- Impregnación de aceite: el alimento frito absorbe una proporción de aceite del 5% al 40% de su peso total. Las papas fritas por ejemplo contienen alrededor del 40% de aceite.

- Formación de costra: se forma una costra por proteínas coaguladas y por los hidratos de carbono caramelizados, que proporciona un sabor y textura agradables, pero que carece de valor nutritivo.

La manera menos mala de freír tu comida

Todo alimento frito deja de ser saludable y nos expone a ser afectados por medio de los alimentos fritos, especialmente si de manera regular optamos por consumirlos así, pero que se puede efectuar de vez en cuando sin mayores contratiempos. De cualquier manera, considero valioso darte algunos consejos al respecto y evitar que una mala práctica se convierta en algo peor de lo que ya es, de allí que le llame "la manera menos mala de freír la comida.

- Usar aceite de oliva: es el más apropiado para freír debido a que resiste mejor las altas temperaturas de 160 a 200 grados centígrados que se produce al freír, es más estable que los aceites de semillas, y se descompone más lentamente e impregna menos el alimento que los aceites de semillas.

- Evitar sobrecalentarlo: la fritura debe de realizarse a la temperatura más baja posible. En ningún caso deberían de sobrepasar los 170 grados centígrados. Si se usa una freidora eléctrica, hay que regular el termostato a una temperatura baja o media. El aceite esta sobrecalentado cuando humea o adquiere un color obscuro.

- Evitar el agua: los alimentos a freír deben de estar lo más secos posible, pues el agua favorece la hidrolisis y descomposición del aceite.

- Filtrado de aceite: debe de hacerse tras cada fritura, para eliminar los restos de alimento que quedan flotando en el aceite. Estas partículas favorecen la oxidación y descomposición del aceite.

- Cambiar el aceite frecuentemente: un aceite no se debería utilizar para freír más de dos o tres veces, especialmente si a humeado.

- No freír carne ni productos cárnicos: estos producen sustancias cancerígenas.

El cáncer también se encuentra en los alimentos fritos

El que ocurra cáncer de pulmón en un número considerable de la población mundial ya de por si debería de llamarnos la atención, este problema de salud es bastante alto en las mujeres chinas, incluso entre las que no fuman, estoy seguro que te resultara sorprendente saber lo siguiente, tal como en tu caso, este hecho despertó el interés del Instituto Nacional del Cáncer de los Estados Unidos, cuyos especialistas colaboraron en las investigaciones epidemiológicas para tratar de descubrir el factor que estaba ocasionando estos tumores.

Los resultados fueron contundentes: el humo que emanan de las frituras, y que las mujeres chinas inhalan mientras están en la cocina contiene sustancias cancerígenas. [15]

Los aceites más usados para freír en China son los de soja y semillas de uva, que son muy poliinsaturados, y por lo tanto se descomponen con facilidad. Además de que la costumbre en dicho país es calentarlo mucho, de 240 a 280 grados centígrados. Todo ello contribuye a que se formen muchas sustancias toxicas, algunas de las cuales son cancerígenas.

LA CARNE FRITA Y SUS HUMOS

No solamente los humos de los fritos son cancerígenos. También ciertos alimentos fritos como los de origen animal, así es, los alimentos cárnicos, las carnes de cualquier clase que se someta a ser frita, todos ellos contienen mutágenos que promueven el desarrollo de tumores malignos. Estos se han demostrado experimentalmente en animales de laboratorio, [12] y epidemiológicamente en diversos estudios:

En el instituto de la Seguridad Social de Finlandia se ha hecho un seguimiento de todos los casos de cáncer presentados durante 24 años. [13] Una de las conclusiones más llamativas de este estudio es que el consumo de carne frita se relaciona con un aumento en el riesgo de padecer los siguientes tipos de tumores femeninos:

- Cáncer de mama.

- Cáncer de endometrio.

- Cáncer de ovario.

En el departamento de Toxicología Ambiental de la Universidad de California (EU) se han analizado los humos que se producen al freír determinados alimentos. [14]

- Cárnicos: los humos son muy mutagénicos -quiere decir que provocan mutaciones cancerosas en las células-, y contienen cantidades elevadas de aminas heterocíclicas -que son sustancias de intensa acción cancerígena-.

- Vegetales: sus humos no poseen poder mutagénico.

Curiosamente, aunque todos los alimentos de origen animal fritos producen humos cancerígenos, no todos poseen el mismo poder mutagénico. El del cerdo -por su tocino- es ocho vece más mutágeno y cancerígeno que el de ternera.

Espero en sinceramente que el saber estas grandes verdades, sea suficiente para dejar de comer alimentos fritos todos los días, y que, de hacerlo, ocurra de vez en cuando, pero a partir de hoy, jamás de manera rutinaria.

Cuídate de las grasas saturadas

Debido a que la grasa saturada eleva el nivel de colesterol en la sangre, debería de ser suficiente motivo para disminuir su consumo al máximo, y mejor aún, evitarla por completo. El colesterol alto es un factor de riesgo de ataques al corazón. Las personas con diabetes tienen un alto riesgo de problemas cardiacos, y limitar su consumo de grasas saturadas puede disminuir el riesgo que corre de tener un derrame o ataque al corazón.

A continuación, te comparto una lista de los alimentos que contienen grasa saturada:

- Productos lácteos con alto contenido de grasa, como queso, crema, helados, leche entera, leche con 2% de grasa y crema agria.

- Carnes con alto contenido de grasa como carne molida, mortadela (es un embutido elaborado, en su mayoría, con carne de cerdo finamente picada), salchicha, salchichón, tocino y costillas de cerdo.

- Manteca.

- Mantequilla.

- Panceta (llamada también tocineta, es un producto cárnico que comprende la piel y las capas que se encuentran bajo la piel del cerdo o puerco) y cerdo salado

- Salsas cremosas.

- Salsas hechas con grasa de carne.

- Chocolate.

- Aceite de palma y aceite de nuez de palma.

- Coco y aceite de coco.

- Piel de aves de corral (pollo y pavo).

Precaución con las grasas trans

Como la grasa saturada, la grasa trans tiende a elevar el nivel de colesterol en la sangre. Es más, es peor para el ser humano que la grasa saturada y, para un corazón saludable, debes de comer la menor cantidad posible de grasa trans y evitar todos los alimentos que la contienen.

Las grasas trans se producen cuando se convierte aceite líquido en grasa sólida. Este proceso se llama hidrogenación. Las grasas trans actúan como grasa saturada y pueden elevar el nivel de colesterol.

Cuando pases por los anaqueles y estés por seleccionar los alimentos procesados, es valioso revisar la etiqueta nutricional, y si se mencionan las grasas trans en la etiqueta, lo que facilita identificarla estos alimentos, sería mejor no comprarla. Pero cuidado, a no ser que un alimento contenga por lo menos 0.5 gramos o más de grasa trans, la etiqueta puede indicar que tiene 0 gramos. Si quieres evitar lo más posible las grasas trans, debes leer la lista de ingredientes en la etiqueta de alimentos.

Busca palabras como aceite hidrogenado o aceite parcialmente hidrogenado. Selecciona alimentos que no contienen aceite hidrogenado o en los que se enumera un aceite líquido antes en la lista de ingredientes.

Entre las diversas fuentes de grasas trans se encuentran:

- Alimentos elaborados como bocadillos (galletas saladas y papitas, totopos o chips).

- Productos de repostería tales como panecillos, galletas y pasteles, elaborados con aceite hidrogenado o aceite parcialmente hidrogenado.

- Margarina en barra.

- Manteca.

- Cierta comida rápida como las papas fritas.

EL COLESTEROL Y SUS MALES

El cuerpo produce el total del colesterol que necesita el cuerpo humano, parte de él se produce en la sangre. El colesterol "extra" proviene de los diferentes alimentos que se consumen diariamente, sobre todo de aquellos de origen animal.

El colesterol de los alimentos que se consumen puede elevar el nivel de colesterol en la sangre, por ello lo ideal es consumir menos de 200 mg de colesterol extra al día. Para saber la cantidad de colesterol que un alimento aporta es necesario leer la etiqueta y su tabla nutricional.

Las fuentes de colesterol más comunes incluyen:

- Productos lácteos con alto contenido de grasa, como la leche entera, leche con 2% de grasa, crema, helados, queso

- Yemas de huevo

- Hígado y órganos internos

- Carne con alto contenido de grasa, como la de ave

- Sesos

- Mayonesa comercial

- Mantequilla

- Calamares, langostinos y langostas

- Nata y leche en polvo

- Sardinas, cangrejos y caracoles

- Queso gruyere, emmental, de bola y roquefort

- Cordero

- Chocolate con leche

- Carne semigrasa de cerdo, salchichas frescas, manteca de cerdo, morcilla y jamón cocido

- Lubina, pescadilla y salmón

GRASAS POLIINSATURADAS, MEJOR OPCIÓN

La mayoría de los alimentos tienen una combinación de todos los tipos de grasas. Algunos tienen mayores cantidades de grasas saludables que otros. Las grasas poliinsaturadas también son grasas "saludables". Estas son las que se recomienda que se incluyan en la alimentación con un consumo moderado.

Los siguientes alimentos son fuentes de grasa poliinsaturada:

- Nueces

- Semillas de girasol

- Las semillas o el aceite de linaza

- Pescados como el salmón, la caballa, el arenque, el atún blanco y la trucha

- Aceites de maíz, soya, cártamo, algodón, alazor y girasol

- Semillas de calabaza o girasol
- Margarina suave en recipiente
- Mayonesa
- Aliños

MONOINSATURADAS, LAS MÁS SALUDABLES

Se dice que las grasas monoinsaturadas son grasas "buenas o saludables" porque pueden reducir el colesterol malo (LDL en inglés).

Entre las fuentes de grasa monoinsaturada se encuentran:

- Aguacate
- Nueces
- Aceite de canola, oliva, cacahuate y aguacate
- Almendras
- Anacardos (cashews)
- Pecanas
- Cacahuates o maní
- Pistachos
- Aceitunas
- Mantequilla de cacahuate y almendra
- Ajonjolí

Se recomienda comer más grasas monoinsaturadas que grasas saturadas trans o colesterol. Para incluir más grasas monoinsaturadas, hay que tratar de usar aceite de oliva en vez de mantequilla, margarina o manteca al cocinar. Una manera de comer grasas monoinsaturadas es comer como postre, tras la comida de medio día, cinco nueces enteras.

No obstante, las nueces y aceites, como todas las grasas, tienen un alto contenido de calorías. Si se está tratando de perder o mantener el peso, es buena idea comer porciones más pequeñas de dichos alimentos. Por ejemplo, 15 almendras o 10 mitades de pecana o nuez tienen las mismas calorías que una cucharadita de aceite o mantequilla.

No se requiere enumerar las grasas monoinsaturadas en la etiqueta de alimentos, pero algunos alimentos sí las mencionan, particularmente si son una buena fuente de ellas.

LA RECOMPENSA DE TENER UNA BUENA ALIMENTACIÓN

Cuando se eligen "las grasas buenas" por encima de las llamadas "grasas malas", se encamina a mejorar no solo la salud cardiovascular, sino también a bajar los niveles de glucosa en la sangre. Al disminuir el consumo de las grasas saturadas, trans y colesterol, se consigue una pérdida de peso significativa -por supuesto, siempre y cuando vaya acompañado de ejercicio físico implementado de la manera correcta de al menos cuatro días por semana-.

No existe nada más satisfactorio para el ser humano que sentirse bien de salud, esa es la más grande recompensa que se puede esperar recibir si se adoptan cambios simples en el estilo de vida, como lo es la selección correcta de ingesta de las grasas poliinsaturadas y monoinsaturadas.

Es sorprendente como es que el ser humano se esfuerza tanto y trabaja la mitad de su vida para conseguir dinero y bienes materiales, pero lo paga con el deterioro y la pérdida de su salud y después no le queda más remedio que pasar la otra mitad de su vida gastándose el dinero y los bienes materiales que acumuló -en la primera mitad de su vida-, tratando de recuperar su salud, pero lo más lamentable es que estas personas se quedan sin salud, sin dinero y con un cuerpo padeciente.

"La salud nadie la puede comprar, la salud nadie la puede vender, esta se cultiva día a día". Si se comprende esto, es posible darse cuenta de que al final de todo, no existe nada más importante para el ser humano que la salud, esto no quiere decir que la familia, los valores morales, espirituales, la acumulación de bienes materiales, no sean importantes, lo que se quiere decir es que, aunque "la salud no lo es todo, todo lo demás, sin salud, no sirve de nada".

Es increíble que las elecciones de las grasas correctas -entre muchas otras elecciones-, tenga tanta importancia e impacto directo en la salud. Ahora bien, es necesario tener un conocimiento pleno al seleccionar le consumo de "las grasas buenas", ya que esto es vital para no caer en la trampa de consumir grasas que parecen buenas, cuando en realidad no lo son.

Como puede notarse, las grasas poliinsaturadas y monoinsaturadas son las mejores. Para hacer su elección y consumo más fácil cada día, es necesario enfocarse no solo en las mejores grasas para el consumo del ser humano, si no buscar que sean asequibles en la zona donde se radique.

Capítulo 3

Aceites refinados, una precaución a tomarse en cuenta

Aun dentro de los aceites que contienen grasas poliinsaturadas y monoinsaturadas, existen aceites que simplemente no son recomendables para el consumo humano, a pesar de contener en su estado natural "las grasas buenas", ya que hay otros factores que terminan afectando el producto final, por ejemplo, los aceites refinados.

Estos son aceites que se derivan generalmente de semillas, granos, cereales, etc., pero que, debido a su origen, requieren de un proceso que por sí solo altera los componentes originales del producto, ese proceso es el que evita que al final se obtengan los elementos originales del mismo al terminar dicho proceso.

MARKETING PARA MALOS PRODUCTOS

Desgraciadamente, dentro de todo lo bueno y lo avanzada que está la tecnología hoy en día, es muy común que las prácticas de mercadotecnia, es decir, la publicidad que aparece en televisión, internet, redes sociales o que se escucha en la radio, influye en las decisiones del consumidor de forma poderosa en la elección final de las grasas llamadas "buenas", pero cuyo proceso es realmente alarmante.

Las campañas de publicidad terminan influyendo en la selección de las grasas que terminarán en el cuerpo. Lamentablemente, muchas veces es solo eso, publicidad, ya que el producto promovido como "bueno" es realmente malo.

Para identificar la mejor fuente de grasas buenas de las que parecen ser buenas, es necesario dividir el resto de este material en aquellos que parecen buenos "los aceites refinados", con el rey de los aceites, el de oliva.

En este artículo se incluye una tabla comparativa que demuestra de qué manera es que el aceite de oliva es aquel que contiene las mejores grasas para el consumo del ser humano y que por tal motivo se le llama el rey de los aceites.

¿QUÉ SON LOS ACEITES REFINADOS?

Todos los aceites, en primer lugar, son en realidad un extracto de ciertas semillas o frutos, pero su valor nutritivo y medicinal especialmente en los refinados, es solo una parte que posee la semilla o el fruto completo.

Son en realidad grasas que se encuentran dentro de las células de las semillas y de algunos frutos. Estas grasas se encuentran formando pequeñas gotitas dentro de las células, a las que se llama vacuolas. Al romper mediante la trituración las células que forman estas semillas o frutos, se liberan las pequeñas gotas de grasa y de ahí se forma el aceite.

Gracias a diversos métodos de tipo físico o químico, el aceite es aislado del resto de las sustancias que forman la semilla o el fruto, esto es lo que se llama refinado, el proceso por el que pasa una semilla o un fruto para tener el producto final que recibe el consumidor.

Todos los aceites son pasados por un proceso de refinación, menos el de oliva, el cual requiere triturar las aceitunas, dejar que escurrir el aceite, después se somete a prensado en frio, es decir, la pasta se exprime a temperatura ambiente, con la cual se obtiene menos cantidad que si se hubiera prensado en caliente, pero al ser en frío, este es más rico en sustancias insaponificables, las cuales constituyen los componentes no grasos del aceite, como las vitaminas y los fitoesteroles, a los que se debe su sabor y muchas de sus propiedades medicinales.

Son pocos los frutos

Por otro lado, el resto de los aceites cuyo origen son las legumbres, como la soja o el cacahuete; los cereales, como el germen de la semilla o grano de maíz y de trigo; aquellos de frutos secos, tales como las nueces, las avellanas y el coco; así como los de semillas de girasol, uva y sésamo. Todos o cada uno de ellos pasan por un proceso de refinamiento que afecta el producto final.

Este proceso se realiza para lograr tener un aceite aceptable al paladar, pero no solamente afecta su calidad de nutrientes y su poder medicinal, sino que puede estar contaminado por los químicos que se usan para su elaboración mediante el refinado estándar lo que los hace no calificados para el consumo humano.

Más refinado, más perjudicial

Lo ideal sería que todos los alimentos que se ingieren día a día fueran lo menos refinados o procesados posibles, hay que tratar siempre de cumplir con la siguiente declaración: "Del campo a la mesa", esto quiere decir que entre más íntegros lleguen los alimentos a la mesa, más saludables serán y lo contrario sería "entre más refinados -o procesados- más perjudiciales son".

Esto aplica también para las fuentes de "las grasas saludables". Los aceites, principalmente, ya que los complejos procesos de extracción y refinado convierten incluso al aceite de oliva en una sustancia grasa purificada, que se conserva muy bien, pero bastante insípida y carente de poder curativo, esto aplica exclusivamente al aceite cuyo envase dice simplemente aceite de oliva, no a aquellos que tienen en su etiqueta "aceite de oliva virgen o extra virgen prensado en frio".

Ahora bien, es importante entender que los aceites son en realidad un extracto de ciertas semillas o frutos. Su valor nutritivo especialmente en el caso de los refinados es solo una parte del que posee la semilla o el fruto completo. Muchas personas piensan en las propiedades que tienen ciertos aceites y creen equivocadamente que mantienen sus componente nutritivos y medicinales originales, pero están en un grave error, pues no saben el principio mencionado anteriormente: "Entre más refinado (procesado) un alimento más perjudicial es para tu salud".

¿POR QUÉ UN ACEITE REFINADO NO?

El refinamiento de los aceites de semillas como el de girasol, uva y sésamo es un su proceso industrial de obtención del aceite a partir de las semillas que consta de las siguientes partes:

1. Extracción

La extracción es el proceso de romper las células vegetales mediante la trituración y después aislar la parte grasa o aceite de los otros componentes de las semillas o frutos, esta consta de las siguientes fases:

- Triturado: Mediante rodillos o muelas hasta obtener una pasta homogénea.

- Prensado: El uso de dispositivos mecánicos se aplica presión a la pasta de semillas o frutos triturados hasta exprimir el aceite que contiene, puede ser caliente o frío. En el prensado caliente se obtiene más aceite debido a la pasta que se ha calentado ante de ser exprimida, pero se destruye una parte importante de las vitaminas y fitoesteroles que forman parte del aceite. Por lo general todos los aceites de semillas se someten a un prensado caliente.

- Extracción con disolventes: El residuo que sobra después de aplicar presión a la pasta de las semillas contiene entre un 10 y un 20% de aceite que la industria se resiste a perder y para ello lo someten al siguiente proceso:

»Tratamiento de la pasta con disolventes: Se emplea el cloruro de etileno y el hexano, que arrastran el aceite residual.

»Eliminación de los disolventes: Calentando el aceite residual se evaporan los disolventes y queda solo el aceite. Pero tanto el Cloruro de Etileno como el Hexano son muy tóxicos, por lo que deben de ser eliminados totalmente del aceite. En teoría el calentamiento lo logra, pero en la práctica aún quedan disolventes en el aceite. Además, el calentamiento destruye las vitaminas y otras sustancias activas que quedan en el aceite.

2. Refinado

Debido al proceso al que se someten estos aceites tanto de presión, calentamiento y aplicación de disolventes, se forman impurezas que dejan un sabor desagradable al aceite.

Los ácidos grasos tienen un sabor muy fuerte y desagradable y ante mayor fuerza, presión y calor, más ácidos grasos contiene, más desagradable queda el aceite y más necesario es refinarlo para tratar de eliminarlos y, al refinar el aceite, se producen los siguientes cambios:

- Reducción de su grado de acidez, al eliminar los ácidos grasos libres.

- Perdida de su sabor, haciéndose más suave y neutro.

- Disminución en la calidad de insaponificables, vitaminas, fitoesteroles y otras que son las que le dan sabor, aroma y propiedades medicinales al aceite.

El refinado es un proceso bastante complejo que tiene como objetivo eliminar del aceite la mayor parte de lo que no sea grasa, dejando básicamente los triglicéridos (grasa pura) y consta de las siguientes fases:

- Desgomado: Mediante ácido cítrico o fosfórico. Así se eliminan los hidratos de carbono, proteínas, resinas y fosfolípidos (la lecitina), considerados industrialmente como impurezas. Precisamente en estas "impurezas" se encuentran una buena parte de sus propiedades medicinales. El sedimento que forman todas estas sustancias se separa del aceite por precipitación y se comercializa como lecitina.

- Neutralización: Para eliminar los ácidos grasos libres responsables de la acidez del aceite. Se logra añadiéndoles sosa caustica, que forma jabones al saponificarse con los ácidos grasos libres, y que se eliminan mediante centrifugación.

- Blanqueado: Mediante la aplicación de arcilla o carbón. Así se eliminan los carotenoides, los minerales como el hierro y el cobre, y otras sustancias naturales que el aceite contiene.

3. Endurecimiento

Se logra aplicando hidrógeno y un catalizador metálico a los aceites muy ricos en ácidos grasos poliinsaturados, para hacerlos menos fluidos, más estables y resistentes al enranciamiento. El inconveniente es que se forman ácidos grasos 'trans' responsables problemas del corazón y de cáncer.

Los complejos procesos de extracción y refinado de la mayoría de los aceites de semillas y otros tipos de aceites los convierten en una sustancia grasa purificada, que se conserva muy bien, pero bastante insípida y carente de poder nutritivo y medicinal.

Capítulo 4

El rey de los aceites: el de oliva

Contrario a los aceites refinados, el aceite de oliva obtenido por prensado en frío y no refinado (el llamado virgen, así como el extra virgen, quiere decir sin refinar), es un auténtico jugo de frutos, que contiene vitaminas, fitoesteroles, lecitina y otros principios activos de acción medicinal.

El aceite de oliva está considerado como el rey de los aceites, tanto por su sabor como por sus propiedades medicinales. Por ello está considerado como el más cardiosaludable de todos los aceites vegetales.

VIRGEN VS EXTRA VIRGEN

Ambos son puro jugo de la aceituna extraídos mediante procedimientos mecánicos, generalmente usando el procedimiento de centrifugación, ya que el tradicional de prensado está prácticamente en desuso. En ningún caso son sometidos al proceso de refinado. Al jugo obtenido directamente de la aceituna por el proceso comentado se le denomina Aceite de Oliva Virgen, el cual, en función de su calidad, se clasificaría finalmente como "Aceite de Oliva Virgen" o "Aceite de oliva extra virgen".

El Aceite de Oliva extra virgen es, dentro de los Aceites de Oliva Vírgenes, el que tiene mayor calidad. Sus niveles de acidez no deben superar los 0.8º, mientras el Aceite de Oliva Virgen tiene niveles de acidez superiores al Extra Virgen, debiendo ser menores o iguales a 2º. Este es el primer criterio diferenciador entre estos tipos de aceite, el criterio químico.

El segundo criterio diferenciador entre ambas categorías es el puramente organoléptico, que se discierne a través de la cata, donde se analizan sabores, aromas e intentan detectar posibles defectos. El aceite de oliva extra virgen no tiene defecto alguno, el resultado obtenido a través de panel de cata debe ser cero y su mediana de frutado debe ser mayor que cero.

Por el contrario, en el Aceite de Oliva Virgen, la mediana de defecto apreciada en cata debe ser menor o igual a 2.5, siendo la mediana de frutado mayor que cero. Vemos por tanto cómo mientras el aceite de oliva extra virgen es perfecto, no tiene defecto alguno, el Aceite de Oliva Virgen puede llegar a tenerlo.

El aceite de oliva en la historia

El primer cultivo del aceite se desarrolla en una región incluida entre Palestina, Creta y

Egipto. Durante esta época, se van depurando, progresivamente, las tecnologías de extracción del Aceite de Oliva. Posteriormente el Aceite de Oliva se convierte en una sustancia de capital importancia en la Grecia Antigua. Existen testimonios de la presencia de olivos desde el siglo XIV a.C. en el área de Micena.

Palestina

Muchas poblaciones del área palestina estuvieron particularmente dedicadas al cultivo del olivo. Entre éstas emergió la tribu de los Filisteos, que ha dejado vestigios de complejas estructuras de gran dimensión, para la elaboración del olivo. También en Israel han sido hallados elementos que, en su día, constituyeron los primeros, y rudimentarios, sistemas de extracción del Aceite de Oliva.

Creta

La civilización cretense floreció entre el 3,000 y el 1,450 a.C. El cultivo del olivo fue, probablemente, la base de este desarrollo. Desde Creta, el Aceite de Oliva se exportaba a Egipto, donde se utilizaba con finalidades alimenticias y de cosmética.

Egipto

La importación del Aceite de Oliva cretense es una de las decisiones económicas más importantes del antiguo Egipto (2,000 a. C.). El aceite, mezclado junto a otras esencias, fue particularmente estimado en el campo de la cosmética.

Grecia antigua

A partir del 1,876 a.C., las excavaciones de los arqueólogos alemanes en el área de Micena, Tirinto y Argólida descubrieron semillas de olivo, lámparas de aceite y recipientes para la comercialización del aceite en jarros. Al mismo tiempo, las técnicas de extracción del Aceite de Oliva fueron también aplicadas a muchos otros vegetales, como el de ricino.

Roma

Todos los usos del Aceite de Oliva eran de fundamental importancia en las áreas que progresivamente fueron pasando bajo el mando de Roma. De la República al Imperio, fue creciendo el comercio del Aceite de Oliva, las aceitunas comestibles y los óleos para ungüentos. La expansión del Imperio aseguró que las rutas básicas para ese comercio quedaran abiertas. En especial, las rutas que llevaban al Oriente Medio y al norte de África

Edad Media a nuestros días

Es extraordinariamente difícil reconstruir los hechos del cultivo del olivo en una fase histórica muy amplia y más bien pobre en documentación específica. La gran herencia de la olivicultura antigua es, de todas maneras, mantenida o retomada en diversas épocas. En todos aquellos lugares que mantuvieron un sistema de control administrativo de una cierta fuerza y continuidad se dio producción aceitera.

La Edad Moderna

La crisis europea a mediados del siglo XIV, causada por las oleadas de la peste que diezmaron la población y, por un empeoramiento de las condiciones atmosféricas, comportaron algunos cambios en la gestión agrícola de extensas regiones.

Se difunde así el cultivo del olivo en amplias áreas mediterráneas más templadas. Su gran fuerza vegetativa es a largo plazo una garantía de inversión.

En busca del mejor aceite

Aceite de cacahuate

Aspectos a favor: Aporta vitamina E y fitoesteroles, de sabor dulce y agradable. Después del de oliva y canola es el que más grasas monoinsaturadas aporta, dando 46.2 g por cada porción de 100 g estas y 32 g de grasas poliinsaturadas por cada 100 g.

Aspectos en contra: Casi todo el aceite de cacahuate que se comercializa pasa por el proceso de refinación explicado anteriormente, además de que se enturbia fácilmente al bajar la temperatura. Por cada 100 g aporta 16.9 g de grasas saturadas.

Canola

Aspectos a favor: De composición similar a la del aceite de oliva, aunque con algo más de grasas monoinsaturadas. Por cada 100 g aporta 29.6 g de grasas poliinsaturadas y 58.9 g de grasas monoinsaturadas.

Aspectos en contra: Contiene ácido erúcico, que resulta tóxico para el corazón y se debe someter a refinado, además de que no tiene sabor. Por cada 100 g aporta 7.1 g de grasas saturadas.

Cártamo

Aspectos a favor: Después del de canola es el que menos grasas saturadas contiene y aporta bastantes fitoesteroles de acción anticolesterol. Por cada 100 g aporta 74.5 g de grasas poliinsaturadas y 12.1 g de monoinsaturadas.

Aspectos en contra: Solo se puede consumir refinado, se enrancia fácilmente y contiene pocas grasas monoinsaturadas. Por cada 100 g aporta 9.1 g de grasas saturadas.

Coco

Aspectos a favor: Es muy estable a altas temperaturas, su alto contenido de grasas saturadas como láurico, mirístico y pálmico lo hace fácilmente digerible. Por cada 100 g aporta 1.8 g de grasas poliinsaturadas y 5.8 g de monoinsaturadas.

Aspectos en contra: Es el que más grasas saturadas contiene de todos los aceite vegetales, por lo que a temperatura ambiente resulta poco fluido y casi siempre semisólido. Por cada 100 g aporta 86.5 g de grasas saturadas.

Palma

Aspectos a favor: El aceite de palma sin refinar contiene betacaroteno, que es la provitamina A, pero desaparece casi por completo con el refinado. Por cada 100 g aporta 9.3 g de grasas poliinsaturadas y 37 g de monoinsaturadas.

Aspectos en contra: El aceite o grasa vegetal se solifigica fácilmente, no es recomendable para quienes padecen de colesterol. Por cada 100 g aporta 49.3 g de grasas saturadas.

Soya

Aspectos a favor: Predominan las grasas poliinsaturadas, es uno de los más ricos en ácido linoleico, que es un graso poliinsaturado del tipo omega-3. Por cada 100 g aporta 57.9 g y grasas poliinsaturadas y 23.3 g de monoinsaturadas.

Aspectos en contra: Como todos los aceites de semillas se obtiene mediante el proceso de refinado, entre ellos el uso de disolventes. Este proceso le hace perder casi toda su lecitina, además de que es de sabor insípido. Por cada 100 g aporta 14.4 g de grasas saturadas.

Algodón

Aspectos a favor: Buena fuente de grasas poliinsaturadas y de vitamina E. Por cada 100 g aporta 51.9 g de grasas poliinsaturadas y 17.8 g de monoinsaturadas.

Aspectos en contra: El proceso de prensado saca a la luz un color amarillento conocido como gosipol, lo que le da un sabor fuerte y picante, pero mediante el refinado químico se elimina el gosipol, quedando de sabor prácticamente insípido, además de que es el que menos grasas monoinsaturadas contiene. Por cada 100 g aporta 25.9 g de grasas sturadas.

Girasol

Aspectos a favor: Contiene muy pocas grasas saturadas. Después del aceite de germen de trigo es el más rico en vitamina E. Por cada 100 g aporta 65.7 gramos de grasas poliinsaturadas y 19.7 g de monoinsaturadas.

Aspectos en contra: Se extrae tras el prensad en caliente mediante disolventes químicos al ser refinado, así mismo contiene pocas grasas monoinsaturadas. Por cada 100 g aporta 10.3 g de grasas saturadas.

Nuez

Aspectos a favor: Aceite más rico en grasas poliinsaturadas del tipo omega-3, es una buena fuente de grasas monoinsaturadas también. Por cada 100 g aporta 63.3 g de grasas poliinsaturadas y 28.8 g de monoinsaturadas.

Aspectos en contra: Se oxida y enrancia con mucha facilidad. Por cada 100 g aporta 9.1 g de grasas saturadas.

Oliva

Aspectos a favor: Es el más aromático y sambroso de todos los aceites, se puede consumir sin refinar, es el más apropiado para freír, protege contra la arteriosclerosis y los llamados "padecimientos coronarios", es el aceite que posee más propiedades medicinales. Por cada 100 g aporta 8.4 g de grasas poliinsaturadas y 63.7 de monoinsaturadas.

Aspectos en contra: Su intenso sabor puede provocar rechazo al principio, especialmente en aquellos paladares no habituados. Por cada 100 g aporta 13.5 g de grasas saturadas.

Adormidera

Aspectos a favor: Puede consumirse sin refinar y contiene bastantes grasas poliinsaturadas. Por cada 100 g aporta 62.4 g de grasas poliinsaturadas y 19.7 g de gradas monoinsaturadas.

Aspectos en contra: Es de uso poco extendido, se debe utilizar siempre en frío. Por cada 100 g aporta 13.5 g de grasas saturadas.

Sésamo

Aspectos a favor: Junto con el aceite de oliva es uno de los aceites que se pueden usar sin refinar. Es de composición de grasas muy equilibrada y rico en fitoesteroles y lecitina. Por cada 100 g aporta 41.7 g de grasas poliinsaturadas y 39.7 g de monoinsaturadas.

Aspectos en contra: No es recomendable para aquellas personas que sufren de venas varicosas, coagulación de la sangre o trombosis. Por cada 100 g aporta 14.2 de grasas saturadas.

Trigo

Aspectos a favor: Es el aceite que más vitamina E contiene, predominan las grasas poliinsaturadas. Por cada 100 g aporta 57.8 g de grasas poliinsaturadas y 24.2 g de monoinsaturadas.

Aspectos en contra: Técnicamente no es posible extrarlo en frío por lo que al ser prensado en caliente, requiere pasar por el proceso de refinación habitual, que resulta en la pérdida de sus propiedades tanto nutricionales como medicinales. Por cada 100 g aporta 18.8 g de grasas saturadas.

Semillas de uva

Aspectos a favor: Es de sabor suave y agradable, no procduce acroleína al freír, rico en grasas poliinsaturadas. Por cada 100 g aporta 69.9 g de grasas poliinsaturadas y 16.1 de monoinsaturadas.

Aspectos en contra: No puede extraerse en frío, por lo que tiene que pasar por el proceso de refinación química, donde pierde parte considerable de sus propiedades nutricionales y medicinales. Por cada 100 g aporta 9.6 g de grasas saturadas.

Maíz

Aspectos a favor: Predominan las grasas poliinsaturadas, buena fuente de vitamina E, es el más rico en fitoesteroles. Por cada 100 g aporta 58.7 g de grasas poliinsaturadas y 24.4 g de monoinsaturadas.

Aspectos en contra: Es poco estable. Se descompone fácilmente a altas temperaturas. Debe ser químicamente refinado, causando la pérdida de la mayoría de sus nutrientes y sustancias medicinales. Por cada 100 g aporta 12.7 g de grasas saturadas.

Esto es de gran importancia no solo para los diabéticos, sino para todo ser humano, ya que "la prevención es mejor que la curación". ¿Para qué esperar tener un problema de salud para comenzar a ingerir aceite de oliva, el llamado "oro líquido"? Es mejor adoptar un cambio en el estilo de vida e ingerir grasas todos los días, pero solo aquellas que van en favor de la salud y no en contra.

No hay nada mejor que disfrutar de una rica ensalada aderezada con un chorrito de aceite de oliva, sal, ajo picado y jugo de limón, pues es el alimento más exquisito que se pueda imaginar. Poner en práctica esta recomendación ayudará a mejorar el estado general de salud.

Para preparar cualquier alimento cocido o guisado que requiera grasa o aceite

El aceite de oliva no está peleado con la cocina donde se utiliza el fuego para cocinar o guisar ciertos alimentos, por ello en vez de utilizar las grasas saturadas de origen animal, así como las poliinsaturadas que contienen algunos aceites, es mejor ir a lo seguro con un aceite que se caracteriza por aportar las mejores grasas, las monoinsaturadas, las cuales no solo son las mejores en cuanto a su poder tanto nutricional como medicinal, sino que permiten que aquello que se prepare en la cocina también sea sabroso y deleitable al paladar.

Para los alimentos fritos que se consuman de vez en cuando

De vez en cuando podemos optar por freír ciertos alimentos que, aunque no son la mejor opción, si se utilizan aceites de origen vegetal son menos dañinos para el organismo. Las frituras hechas con grasas de origen animal deben evitarse a toda costa.

El rey de los aceites

A continuación, algunas de las razones por las que al aceite de oliva se le llama "el rey de los aceites".

Ventajas del aceite de oliva sobre los aceites de semillas

•Composición ideal: Como todos los aceites, el de oliva solo contiene

-Triglicéridos, formados por glicerina y diversos ácidos grasos

-Vitamina E: 12,4 mg Ea T/100g,

-Hierro: 0,38 mg/100 g.

Su distribución de ácidos grasos, en la que predomina el ácido oleico (monoinsaturado), es la que más se aproxima a la óptima según la American Hearth Association (Asociación Americana del Corazón). [5]

La importancia de una buena armonía entre los diferentes tipos de ácidos grasos

Con la idea de prevenir los padecimientos coronarios, como la angina de pecho o el infarto de miocardio, la American Heart Association

(AHA, por sus siglas en inglés), recomienda que las calorías que vienen de las grasas no superen el 30% del total de calorías ingeridas en todo el día. Este porcentaje es inferior a lo que habitualmente consume el ciudadano promedio en el mundo occidental, pues en general, en la dieta diaria el 40% de las calorías provienen de fuentes en forma de grasas.

Si se toma como ejemplo una dieta de 2 mil calorías, el 30% supone 600 calorías, que se obtienen con 67 g de grasas. Hasta la década de los 90, la AHA recomendaba que esos 67 g de grasas se repartieran en partes iguales entre saturadas, poliinsaturadas y monoinsaturadas.

Sin embargo, las últimas investigaciones en las que se está viendo la importancia de los ácidos grasos monoinsaturados, la AHA ha cambiado el porcentaje recomendado de los diferentes ácidos grasos.

En la actualidad no se recomienda que sea la tercera parte, sino que la mitad compuesta por los ácidos grasos sea de grasas monoinsaturadas, como el ácido oleico que se encuentra en el aceite de oliva. Estas recomendaciones de la AHA coinciden con las de la Organización Mundial de la Salud. A propósito de ello, de acuerdo con dicha fuente, en 1990 se consideraban apropiados los siguientes parámetros:

Ácidos grasos: monoinsaturados 33%, poliinsaturados 33% y saturados 33%.

No obstante, en la actualidad los parámetros son los siguientes:

Ácidos grasos: monoinsaturados 50%, poliinsaturados 17% y saturados 33%.

El aceite de oliva hoy y siempre, incluso en los árboles de olivo más viejos en el mundo es el siguiente:

Ácidos grasos: monoinsaturados 77.1%, poliinsaturados 8.8% y saturados 14.1%.

Por otra parte, algunas de las diversas razones por las cuales el aceite de oliva se considera el más idea para consumo son que:

-Tiene más sabor: Su aroma y sabor son más marcados que los de los aceites de semillas, que resultan prácticamente insípidos. Aunque haya personas no acostumbradas al sabor del aceite de oliva, que prefieren los aceites de sabor neutro, son pocos los que no acaban apreciando el bouquet de un buen aceite de oliva virgen.

-Es más natural: Su proceso de elaboración es más simple y natural que el de los aceites de semillas. El aceite de oliva virgen no está refinado ni sometido a disolventes, como la mayoría de los aceites de semillas. Además, no contiene ácidos grasos trans.

-Es más estable: Por contener menos ácidos grasos poliinsaturados, es más estable que los aceites de semillas.

-Facilita una mejor conservación: Tarda más en enranciarse y producir los peligrosos peróxidos.

-Es mejor para freír: Resiste mejor las altas temperaturas sin descomponerse. Por ello es más apropiado para la fritura.

-Tiene más propiedades medicinales: Durante cierto tiempo se divulgo una leyenda negra acerca del aceite, que todavía sigue en pie en algunos sectores de los países anglosajones. Se le considera causante del colesterol sanguíneo, sin embargo, esta aseveración es totalmente falsa.

Efectos Medicinales del Aceite de Oliva

• Cardiosaludable: El consumo habitual de aceite de oliva protege contra los problemas de las arterias coronarias (angina de pecho e infarto).

- Reduce la tendencia a la trombosis: En un estudio realizado en Sudáfrica, patria del famoso cirujano cardiaco, Christian Barnard, quien fue el primero en realizar un trasplante de corazón, se ha visto que el aceite de oliva es tan eficaz como los aceites de pescado para reducir el nivel de fibrinógeno en la sangre [6]. Esta sustancia es una proteína que constituye el principal componente de los coágulos, cuanto más elevada esté, mayor es la tendencia a la trombosis es decir la formación de coágulos.

- Controla el nivel de colesterol: Es cierto que el aceite de oliva no reduce tanto el colesterol total como los aceites de semillas. En realidad, apenas reduce el colesterol LDL (nocivo o malo) y el colesterol total, aunque aumenta el HDL (colesterol beneficioso). Sin embargo, si no se consume colesterol malo no existe la necesidad de tratar de bajarlo con remedios. La prevención es mil veces mejor que la curación. [7]. Esto no significa que el aceite de oliva sea menos beneficioso que los de semillas, como en cierta época se pensó, pues su consumo protege en mayor medida contra la arterioesclerosis y los padecimientos coronarios, como la angina y el infarto, debido a que evita la oxidación de las lipoproteínas.

- Evita la oxidación de las lipoproteínas: Actualmente se sabe que la oxidación de las lipoproteínas de baja densidad (un tipo de grasa que circula en la sangre que contiene mucho colesterol), conocidas por las siglas LDL, constituye el mecanismo principal por el que se produce la arteriosclerosis.

Numerosos estudios han demostrado que los ácidos grasos monoinsaturados como el oleico del aceite de oliva son más eficaces que los poliinsaturados para evitar la oxidación de las lipoproteínas. [8, 9]

Esto quiere decir que el aceite de oliva es más eficaz que los de semilla en la prevención de la arterioesclerosis, aunque estos últimos reducen más el nivel de colesterol. [10, 15, 16]

- Reduce el riesgo de cáncer de mama: Los investigadores de la Escuela Nacional de Sanidad de Madrid (España), fueron los primeros en poner de manifiesto que el aceite de oliva reduce el riesgo de padecer cáncer de mama. [17]

Otro estudio llevado a cabo en la Universidad de Atenas (Grecia) y en la de Harvard (EE. UU.), [14] confirmó que un aumento en el consumo de aceite de oliva (más de 1 vez al día) logra una reducción de entre el 25% y el 35% en el riesgo de padecer cáncer de mama. Por otro lado, el consumo de margarina se asocia con un mayor riesgo de padecer este problema de salud.

- Protege el hígado: El aceite de oliva favorece el buen funcionamiento del hígado y resulta especialmente útil cuando existe algún grado de insuficiencia hepática debida a hepatitis, cirrosis o intoxicación por medicamentos u otros tóxicos. Esto se ha comprobado experimentalmente en animales de laboratorio. [18]

- Igualmente resulta útil en los trastornos de la vesícula biliar por su acción colagoga (se le llama así al efecto que produce al provocar un vaciamiento de las piedras en la vesícula).

- Evita el estreñimiento. Sobre todo, cuando el aceite de oliva se toma en ayunas (normalmente 1 o 2 cucharadas son suficientes), ya que produce un suave y eficaz efecto laxante.

CONCLUSIONES

Así pues, es evidente que las mejores grasas son aquellas que aporta el rey de los aceites, el de oliva. No es la intención satanizar el uso de otros aceites, pero la verdad es que, si el oro líquido es el de oliva, no hay necesidad de buscar algo que pueda igualar sus beneficios.

Este tema, *La diabetes y las grasas ¿cómo lograr la armonía?*, deja bien en claro que no se trata de no consumir grasas, sino en conseguir la armonía entre ellas y la salud, que está básicamente en conocer las grasas y su origen. Por eso este texto busca dejar de manifiesto de que existen 3 tipos de grasas, las saturadas (las malas), las poliinsaturadas (las regulares) y las monoinsaturadas (las buenas).

Asimismo, queda bien claro que las mejores grasas para el diabético son las monoinsaturadas, que solo se encuentran en el reino vegetal, donde sobresale el aceite de oliva por encima de cualquier otro aceite, por lo que si se desea mejorar la salud de aquel individuo que padece diabetes, se requiere un cambio de elección de grasas, primero dejar atrás las de procedencia de animales a cambio de las de vegetales y luego elegir, bajo conocimiento de causa, al rey de los aceites, el de oliva.

Por lo anterior, se considera importante hablar de los mitos e ideas equivocadas que existen en la actualidad con un sinfín de aceites populares, que se proyectan como los mejores.

La realidad es que cualquier persona puede repetir lo que escucha sin siquiera verificar si lo que llegó a sus oídos es verdad o no. Por ello se busca exponer los procesos de refinado, con los químicos que se utilizan y la pérdida de nutrientes, así como de las propiedades medicinales que esto provoca, con el fin de establecer la gran diferencia entre los aceites refinados y el de oliva.

Asimismo, este texto presenta una variedad de 13 diferentes aceites —los de mayor uso en la actualidad— en comparación con el rey de los aceites, de tal manera que no quede duda de cuál es el mejor aceite para el ser humano y su familia, pues los alimentos que se elijan para nuestra dieta diaria determinarán irremediablemente el estado de salud de los miembros de la familia.

Así también, se destacaron los aspectos más importantes del aceite de oliva, sus nutrientes y su poder medicinal, con la intención de que el lector lo vea como lo que realmente es: **el rey de los aceites.**

Esto no quiere decir que se debe usar el aceite de oliva a diestra a siniestra, pero es necesario saber usarlo a diario de forma cruda en las ensaladas, regularmente en guisos en la cocina tradicional, y de vez en cuando en frituras.

Por supuesto, se habla de usarlo exclusivamente en conjunto con alimentos de origen vegetal en las 3 diferentes opciones presentadas en este material.

Ojalá que este material sea de gran utilidad para lograr mejorar esta condición de salud llamada diabetes. Asimismo, esperamos que el día de mañana nuestros lectores se encuentren listos para realizar un cambio de verdad en la Ezequiel Montaño Academia de Naturismo Integral y logren, de la mano de nuestro equipo, **Vivir Sin Diabetes.**

Epílogo

El conocimiento es la herramienta más poderosa, es capaz de ayudarte a lograr todo objetivo que te plantees. Lector, está en tus manos utilizarla o dejar que te utilice. Pero te advierto, ahora que sabes esta información, es tu deber moral compartirla y perpetuarla, así que sé valiente, toma las decisiones correctas, demuestra de lo que eres capaz y, sobre todo, actúa con inteligencia, es lo mejor que puedes hacer por tu salud.

Tu bienestar es tu responsabilidad, pero también nos preocupa. Te ofrecemos el apoyo, no obstante, ¿lo aceptarás?

Bibliografía y referencias

[1]. Las grasas buenas y malas American Diabetes Association. http://archives. diabetes.org/es/alimentos-y-actividad-fisica/alimentos/que-voy-a-comer/la-eleccion-de-alimentos-saludables/grasas.0html#:~:text=Grasas%20saturadas&text=El%20colesterol%20alto%20es%20un,derrame%20o%20ataque%20al%20coraz%-C3%B3n.

[2] Guasch-Ferré M, Becerra-Tomás N,Ruiz-Canela M, Corella D, Schroder H, Estruch R, Ros E, Arós F, Gómez-Gracia E, Fiol M, Serra-Majem L, Lapetra J, Basora J, Martín-Calvo N, Portoles O, Fitó M, Hu FB, Salas-Salvadó J. Total and subtypes of dietary fat intake and risk of type 2 diabetes mellitus in the prevention with the Mediterranean diet study. Am J Clin Nutr 2017;105:1–13.

[3] Mitchell S.V. Elkind, M.D., M.S., associate chair for clinical research and training, and associate professor, neurology and epidemiology, Columbia University Medical Center, New York City; Vivian Fonseca, M.D., president, medicine and science, American Diabetes Association; April 2012, Stroke.

[4] WHO The top 10 causes of death. https://www.who.int/es/news-room/fact-sheets/detail/the-top-10-causes-of-death

[5] OMS, Serie de Informes Técnicos, n°797 (Dieta, nutrición y prevención de enfermedades crónicas: informe de un grupo de estudio de la OMS). Ginebra, Organización Mundial de la Salud. 1990, pág. 122-124.

[6] Oosthuzen W ET AL. Both fish oil and olive oil lowered plasma fibrinogen in women with high baseline fibrinogen levels. Thromb Haalemost., 72: 557-562 (1994).

[7] Lichtenstein, A.H. Effects of canola corn, and olive oils on fasting and postprandial plasma lipoproteins in humans as part of a National Cholesterol Education Program Step 2 diet. Arterioscler. Thromb., 13: 1533-1542 (1993).

[8] Reaven, P. ET AL. Effects of antioxidants alone and in combination with monounsaturated fatty acid-enriched diets on lipoprotein oxidation. Arteriosclerosis. Thrombosis and Vascular Biology, 16: 1465-1472 (1996).

[9] BONANOME, A ET AL. Effects of dietary monounsaturated and polyunsaturated fatty acids on the susceptibility of plasma low density lipoproteins to oxidative modification. Arterioscler. Thromb., 12 529-533 (1992).

[10] REAVEN, P.D.; GRASSIE, B. J.; TRIBBLE, D.L. Effects of linoleate-enriched and oleate-enriched diets in combination with alpha-tocopherol in the susceptibility of LDL and LDL subfractions to oxidative modification in humans. Arterioscler. Throm., 14: 557-566 (1994).

[11] SHIELDS P.G. ET AL. Mutagens from heated Chinese and US. Cooking oils. J. Natl. Cancer Inst, 87: 836-841 (1995).

[12] HAGEMAN, G. ET AL. Biological effects of shortterm feeding to rats of repeatedly used deep frying fats in relation to fat muragen content. Food Chem. Toxicol., 29: 689- 698 (1991).

[13] KNEXT, P. ET AL. Intake of fried meat and risck of cancer: a follow-up study in Finland. Int. J. Cancer., 59: 756-760 (1994).

[14] THEBALO, H.P.; KINZE, M.G. KUZMICKY, P. A. ET AL. Airbone mutagens produced by frying

beef, pork and soy-based food. Food. Chem. Toxicol., 33: 821-828 (1995).

[15 -11] REAVEN P. ET AL. Effects of oleate-rich and linoleate-rich diets on the susceptibility of low-density lipoprotein to oxidative modification in mildly hypercholesterolemic subjects. J. Clin. Invest., 91:668-676 (1993).

[16 -12] REAVEN, P ET AL. Feasibility of using an oleate rich diet to reduce the susceptibility of low-density lipoprotein to oxidative modification in humans. Am. J. Clin. Nutr., 54: 701-706 (1991).

[17 -13] MARTIN-MORENO, J.M. ET AL. Dietary fat, olive oil intake and breast cancer risk. Int. J. Cancer., 58: 774-780 (1994).

[18 -14] TRICOPOULOU. A. ET AL. Consumption of olive oil and specific food groups in relation to breast cancer risk inGreece. J. Natl. Cancer Inst., 87 110-116 (1995).

Made in the USA
Las Vegas, NV
28 August 2024

94480518R00049